Dr Jules SOURICE
DE LA FACULTÉ DE MÉDECINE DE PARIS
ANCIEN EXTERNE DES HÔPITAUX DE PARIS
[illegible]EN INTERNE DE L'HÔPITAL CIVIL DE VERSAILLES

Des Indications

DE LA

Gastro-Entérostomie

DANS

Les cas de Tumeur de l'Estomac N'intéressant pas le Pylore

PARIS
INSTITUT INTERNATIONAL DE BIBLIOGRAPHIE SCIENTIFIQUE
93, Boulevard Saint-Germain, VI.

1904

Dr Jules SOURICE
DE LA FACULTÉ DE MÉDECINE DE PARIS
ANCIEN EXTERNE DES HÔPITAUX DE PARIS
ANCIEN INTERNE DE L'HÔPITAL CIVIL DE VERSAILLES

Des Indications

DE LA

Gastro-Entérostomie

DANS

Les cas de Tumeur de l'Estomac N'intéressant pas le Pylore

PARIS
INSTITUT INTERNATIONAL DE BIBLIOGRAPHIE SCIENTIFIQUE
93, Boulevard Saint-Germain, VI.

1904

A LA MÉMOIRE DE MON PÈRE

A MA MÈRE

HOMMAGE DE FILIALE AFFECTION

A MON FRÈRE AINÉ

A MES FRÈRES ET SŒURS

A MES PARENTS

MEIS ET AMICIS

A MES PROFESSEURS A SAINT GABRIEL

ET AU COLLÈGE DE BEAUPRÊAU

A MES MAITRES DANS LES HOPITAUX

A MONSIEUR LE DOCTEUR MONPROFIT

PROFESSEUR DE CLINIQUE CHIRURGICALE

A MON PRÉSIDENT DE THÈSE

MONSIEUR LE PROFESSEUR TILLAUX

CHIRURGIEN DES HOPITAUX

MEMBRE DE L'ACADÉMIE DE MÉDECINE

COMMANDEUR DE LA LÉGION D'HONNEUR

AVANT-PROPOS

Avant de terminer nos études médicales, nous avons un devoir de reconnaissance à remplir envers tous ceux qui ont bien voulu nous aider de leurs savantes leçons et de leurs bons conseils.

Mrs les docteurs Legludic, Jagot, Boquel, Mareau, Charrier, Cocard, Martin, Brin et Roguet, médecins et chirurgiens de l'Hôtel-Dieu d'Angers

Que M. le Dr Thibaut dont les savantes leçons cliniques nous ont été d'un grand profit, veuille bien agréer nos vifs remerciements.

Monsieur le professeur Monprofit nous a toujours témoigné une grande bienveillance. Il a bien voulu mettre à notre disposition les documents nécessaires à notre travail et nous aider de ses bons conseils ; nous lui en gardons une profonde reconnaissance.

A Paris, nous remercions M. le professeur Debove, doyen de la Faculté de Médecine dans le service duquel nous avons eu l'avantage de rester une année ; Messieurs les docteurs Chaslin et Louis Fournier, médecins des hôpitaux qui furent à notre égard d'une rare amabilité.

Au cours de notre internat à Versailles, MM. les docteurs Laurent et Vilon ont bien voulu nous témoigner une bienveillance spéciale. Nous leur en gardons une grande gratitude.

Nous remercions Monsieur le professeur Tillaux du grand honneur qu'il nous a fait en acceptant la présidence de notre thèse.

INTRODUCTION

Depuis la première opération de Woelfler en 1881 les indications de la gastro-entérostomie se sont multipliées. Elles sont, à l'heure actuelle, assez bien définies. Toutefois si les bénéfices de cette intervention sont évidents dans tous les cas d'occlusion mécanique du pylore, on ne voit pas *a priori* ses avantages lorsque cet orifice est indemne.

Plusieurs auteurs ont rapporté des faits de gastro-entérostomie pour des cancers des faces et des courbures de l'estomac, le pylore restant absolument libre et n'étant atteint d'aucune altération.

L. Pinatelle le premier (1902), fit une étude d'ensemble sur ce sujet ; les principales observations ont été rassemblées d'abord par Chlumsky en 1898 et 1900. Cet auteur en a cité 38 cas ; plus tard, Krönlein (1902) en aurait mentionné 74 de son côté : ce qui donnait alors un total de 112, auquel Pinatelle a ajouté celui de Vallas

Monsieur le professeur Monprofit fut, en France, l'un des premiers à recommander la gastro-entérostomie dans les cancers de cette nature (Congrès international de médecine, Paris 1900). La présence d'une tumeur ou d'un ulcère sur les faces ou les bords détermine un trouble profond dans le fonctionnement de l'estomac, lors même que l'orifice est libre. M. Monprofit a pratiqué chez plusieurs de ces malades des gastro-entérostomies et les résultats obtenus sont des plus encourageants.

Dernièrement, (juin 1903) Lord Bilton Pollard, chirurgien « to University College Hospital », a fait, dans le British med. J., London, Juin 1903, une communication très intéressante à ce sujet. Les trois observations qu'il rapporte viennent complétement à l'appui de notre thèse.

Nous avons cru devoir remplacer dans notre titre le mot « cancer » qui y était tout d'abord, par celui de « tumeur ».

Le diagnostic de l'ulcère de l'estomac formant tumeur et du cancer ne peut, en effet, se baser que sur des probabilités. Si l'on peut arriver souvent à une certitude presque absolue en présence d'un certain ensemble de symptômes, il faut avouer que l'on manque encore de tout signe pathognomonique. Nous dirons plus, il est parfois impossible au chirurgien de poser un diagnostic certain, même après la laparotomie. Nous n'en voulons pour témoin que les observations de gastro-entérostomie faites chez des malades soi-disant cancéreux encore vivants et bien portants trois et quatre ans après l'opération. Si la gastro-entérostomie soulage les cancéreux et prolonge leur existence, il n'est pas encore admis qu'elle les guérisse. Jusqu'à plus ample informé on peut dire que les opérés ayant une survie de plus de deux ans étaient probablement atteints d'une tumeur bénigne.

Dans un premier chapitre, nous parlerons des indications générales de la gastro-entérostomie dans des cas de tumeurs de l'estomac n'intéressant pas le pylore et nous citerons les observations prouvant le bénéfice de cette intervention.

Dans la seconde partie, nous chercherons à expliquer de quelle façon l'anastomose gastro-jéjunale peut agir dans ces cas et nous essayerons de montrer combien cette opération est justifiée.

Enfin, nous réserverons, un troisième chapitre à l'étude des contre-indications. Nous verrons quelles sont alors les opérations qui doivent remplacer la gastro-entérostomie.

CHAPITRE PREMIER

Indications générales de la gastro-entérostomie dans les cas de tumeurs de l'estomac n'intéressant pas le pylore. — Observations.

Le chirurgien qui va faire une gastro-entérostomie chez un sujet porteur d'une tumeur stomacale est le plus souvent dans le doute sur l'état exact du pyloro. Ordinairomont, les troubles gastriques qui ont décidé l'intervention font supposer une lésion de cet orifice. En dépit des symptômes, il arrive que la laparotomie en montre l'intégrité. Le diagnostic de l'occlusion pylorique par tumeur est, en effet, souvent hésitant, même après avoir soumis le malade à une série d'observations et d'investigations.

Pourra-t-on se baser sur la position de la tumeur pour faire ce diagnostic. Nous ne le croyons pas. Cette position peut donner de grandes probabilités, non la certitude. On peut supposer au pylore une tumeur du voisinage difficile à percevoir en raison de sa position ou de la résistance des parois, surtout s'il y a des troubles gastriques concomittants.

Ces troubles gastriques ne sont point eux-mêmes des symptômes pathognomoniques. Le début des strictures pyloriques se confond presque toujours avec les symptômes communs à toutes les affections stomacales. On ne peut s'arrêter davantage aux symptômes subjectifs annoncés par le malade, ils sont si nombreux et si complexes qu'on n'en retire aucun renseignement précis. Les névropathes par exemple, ont une telle facilité d'élocution et une telle abondance de détails quand ils se mettent à décrire leurs troubles digestifs, qu'il vaut souvent mieux passer outre et s'en tenir à l'exploration objective de l'organe.

Les renvois et les vomissements, même fréquents, ne sont pas des signes certains de stricture du pylore et n'ont qu'une importance minime pour fixer le diagnostic. Il y a eu des malades avec des rétrécissements tels que le pylore ne laissait passer qu'une plume d'oie et qui n'avaient jamais vomi. L'analyse du fonctionnement chimique de l'estomac ne nous donne que des renseignements d'une importance minime.

La dilatation d'estomac concomittante avec une tumeur n'indique pas une stricture pylorique certaine. Il peut y avoir dilatation sans obstacle au pylore. L'estomac varie de forme et de grosseur à l'infini, le genre de vie et d'alimentation de l'individu jouant le rôle actif et principal dans cette diversité morphologique. La fameuse dilatation de l'estomac qui pendant un certain nombre d'années a joué le rôle d'une entité morbide à côté du non moins problématique catarrhe stomacal, rentre actuellement dans le rang d'un simple symptôme commun à toutes les affections pyloriques.

Un chirurgien s'apprête à faire une gastro-entérostomie pour une tumeur qu'il croit intéresser le pylore. A l'intervention il voit que cet orifice est libre. Que fera-t-il ? Sans doute, il enlèvera la tumeur, si elle est petite et bien placée, mais si les risques de l'intervention sont trop grands pour légitimer la tentative, il ne lui reste plus que deux décisions à prendre ; ne rien faire ou pratiquer la gastro-entérostomie. Celle-ci ne lui laisserait pas grand espoir d'amélioration si son expérience personnelle ou celle d'autrui ne lui en ont montré les bienfaits.

Lord Bilton Pollard s'est trouvé dans cette alternative, la première fois en novembre 1901, la seconde en août 1902. Dans ces deux cas, il ne fit rien pour différentes raisons et si les malades n'en virent pas d'aggravation dans leur état, ils n'en eurent aucun soulagement.

Observation I (Lord Bilton Pollard).

Une femme âgée de 40 ans, entre à l'University College Hospital, le 28 octobre 1901, avec les antécédents suivants. Au mois de juin dernier elle commence à souffrir de l'estomac après les repas. Ce symptôme persiste et dans la dernière semaine de septembre elle vomit une grande quantité de matières mousseuses, couleur café au lait. Sa douleur fut immédiatement soulagée mais réapparut ensuite fréquemment et la malade maigrit de jour en jour.

A son entrée à l'hôpital, la malade quoique très amaigrie, ne paraît pas anémique, elle est gaie, pleine d'entrain. A la région épigastrique on sent une tumeur légèrement mobile qui descend à l'inspiration, il y a du clapotage gastrique bien net. La sonorité stomacale s'étend du quatrième cartilage costal à l'ombilic; le résidu de l'estomac est habituellement d'une pinte, et on peut en introduire cinq sans malaise consécutif. L'analyse de ce résidu décèle la présence d'Hcl libre et l'absence d'acide lactique.

J'opère, le 1er novembre, et je trouve une tumeur dure, de néoformation, occupant la portion pylorique sans intéresser le pylore et sans causer d'obstruction mécanique. La tumeur envahit presque toute la petite courbure et gagne les parties supérieures des parois antérieures et postérieures. Vu l'état de la malade, la tumeur me parut trop étendue pour être enlevée et je me préparai à faire la gastro-entérostomie. Réfléchissant ensuite que le pylore n'était pas intéressé je trouvai plus sage de ne rien faire et je refermai l'abdomen.

L'état de la malade n'en fut pas aggravé, mais les symptômes ne furent pas améliorés. L'ingestion de tout aliment solide était impossible tant elle était douloureuse, et la malade souffrait beaucoup même étant à la diète liquide. Son sommeil était troublé et elle vomissait presque chaque jour du liquide brun. Elle commença à se lever le vingtième jour après l'opération et sortit de l'hôpital trois jours après. Elle vécut environ deux mois après sa sortie.

Pour quelques raisons inexpliquées, cette malade souffrait beaucoup moins qu'avant l'opération mais elle devint rapidement cachectique. Bien qu'il n'y eut pas d'obstacle mécanique il y avait une obstruction quelconque, car son estomac ne se vidait jamais et elle vomissait une grande quantité de liquide chaque jour.

Observation II (Lord Bilton-Pollard).

Une femme âgée de 51 ans entre à l'*University College Hospital* le 14 août 1902. Depuis deux ans, cette malade a souffert de troubles dyspeptiques, surtout de flatulences avec douleurs aiguës dans la région stomacale après les repas. Depuis 6 mois, celles-ci étaient suivies de vomissements incessants. Il n'y avait pas eu d'hématémèses, mais à son entrée, la malade avait beaucoup maigri. On sentait au-dessous de l'ombilic et à droite, une tumeur dont on fit un carcinome du pylore.

Le 16 août, je pratiquai une laparotomie exploratrice et je trouvai la tumeur intéressant toute la petite courbure de l'estomac et s'étendant sur les deux faces, surtout du côté du pylore, mais n'intéressant pas cet orifice. Je pus invaginer la paroi de l'estomac, auprès de la grande courbure, et passer deux doigts à travers le pylore. Dans ce cas, comme dans le précédent, la tumeur était trop étendue, pour qu'on pût l'enlever. Le pylore n'était pas atteint, et il semblait probable que l'orifice de la gastro-entérostomie serait envahi par la tumeur, en même temps que lui. Je repoussai donc la gastro-entérostomie et je refermai.

La plaie se réunit par première intention : la malade passa en médecine 15 jours après l'opération : les symptômes ne furent pas améliorés, et l'amaigrissement suivit son cours. Tous les jours, la malade vomissait de grandes quantités de liquide noirâtre, et des parcelles alimentaires à demi digérées. Ses souffrances étaient excessives, et on lui donnait de l'opium. Elle retourna chez elle six semaines après l'opération, et mourut trois semaines plus tard.

Ces deux malades déclinèrent rapidement, et moururent de deux à trois mois après la laparatomie exploratrice, et neuf mois après l'apparition des symptômes aigus. Beaucoup de gens atteints de cancer d'estomac, intéressant et obstruant partiellement le pylore, vivent relativement heureux et sans douleurs, pendant 9 mois et plus, après la gastro-entérostomie. Dans ces deux cas, on ne fit rien, l'état de l'estomac paraissant meilleur, étant donné la perméabilité du pylore. Ces malades souffrirent davantage et moururent plus rapidement que ceux atteints d'obstruction cancéreuse du pylore, ayant subi la gastro-entérostomie.

Instruit par sa propre expérience, Lord Bilton résolut

d'opérer dorénavant les malades atteints de cancers inopérables de l'estomac, même après la constatation de l'intégrité du pylore. Il cite plus loin cette troisième observation que nous reproduisons.

OBSERVATION III (Lord BILTON POLLARD).

Au 1er novembre 1902, je soignais à l'*University College Hospital*, un homme âgé de 39 ans. Depuis 18 mois, il souffrait de vomissements après les repas. Ceux-ci survenaient environ deux heures après l'ingestion; ils étaient tout d'abord irréguliers, mais peu à peu ils devinrent plus fréquents. Ils apparurent une fois, puis deux fois par jour, et à l'entrée du malade à l'hôpital, ils survenaient après chaque repas. Le malade n'avait eu ni hématémèse, ni mœlena ; il se plaignait de pesanteur à la région épigastrique. L'ingestion d'aliments solides était douloureuse à ce point, qu'il n'avait pris que des liquides, pendant près de 18 mois ; il avait beaucoup de flatulence.

A son admission, le malade était pâle et amaigri, et paraissait dans un état de cachexie avancée. Il ne pesait que 9 st. 21 s alors qu'il en pesait 11 deux ans auparavant. La zone de sonorité stomacale était accrue, et il y avait un clapotage bien net. L'estomac contenait 3 pintes 1/2 de liquide après la digestion : le contenu restant, variait de 15 à 20.

Le 18 septembre, j'ouvris l'abdomen au niveau de la ligne blanche, au-dessus de l'ombilic, et je trouvai une tumeur intéressant presque toute la petite courbure de l'estomac; s'étendant d'un côté, vers la grande tubérosité, et descendant de l'autre sur les deux faces, vers la région pylorique, sans intéresser le pylore. En invaginant la paroi de l'estomac, auprès de la grande courbure, deux doigts pouvaient passer à travers cet orifice. Les conditions présentes étaient donc en tous points semblables aux deux cas précédents. Il ne pouvait être question d'enlever la tumeur, et je pratiquai la gastro-entérostomie postérieure.

La convalescence du malade fut normale. Douze jours après, il prenait sans inconvénient du pain, des œufs, du beurre, en plus de son régime liquide alors que 18 mois auparavant il avait rarement réussi à garder la plus petite quantité de nourriture solide. Le malade quitte l'hôpital pour aller dans une maison de convalescence, le 20e jour après l'opération. Il paraissait amélioré, se trouvait mieux et engraissait. Entre son entrée et l'opération, il avait perdu beaucoup et on n'enregistra son poids qu'à la sortie. Il était de 8 st. 661. Il revint de la maison de convalescence 1 mois plus tard et dit qu'il avait pris des aliments solides comme les autres malades, qu'il n'avait plus souffert et s'était bien porté. Il pesait 10 st. 1 st. ce qui faisait 1 st. G. de plus qu'à sa sortie de l'hôpital. Un mois plus tard, son poids était de 10 st. 13 st. 8 onces, ce qui fait seulement 8 onces de moins qu'avant le début de sa maladie. Il y a 6 mois que l'opération a été faite et le malade continue à se bien porter et à peser le même poids. Il reprit même un moment son travail (il était charpentier) mais il a du l'abandonner pour un métier moins fatiguant. »

Comme on le voit, ce cas fut un succès complet et a plus que justifié les espérances qu'on aurait pu fonder sur la gastro-entérostomie.

Au cours de ses nombreuses laparatomies pour occlusion pylorique, Monsieur le Professeur Monprofit a trouvé assez souvent des tumeurs de cette nature.

La première gastro-entérostomie qu'il fit dans ce cas remonte à 1898. Dans son livre sur la gastro-entérostomie, M. Monprofit a rapporté cinq observations. Sur ces cinq premières opérations, il n'y eut qu'une mort et cela correspond à une intervention par la méthode de Wölfler.

Dans les autres cas, il y eut des améliorations réelles. Chez un malade, il y eut même une survie de deux ans et cet opéré est mort, bien entendu, de cancer, mais sans avoir eu depuis l'intervention un seul vomissement. Ce cas, à lui seul montre ce que peut donner l'anastomose comme opération palliative, quand on ne peut recourir à l'extirpation du néoplasme pour une raison quelconque. Nous allons rapporter maintenant une douzaine d'observations aussi probantes que celles dont nous venons de parler.

Ire Observation (1).

L. Martin, 50 ans, cultivateur.

Antécédents héréditaires. — Père mort d'une tumeur à l'anus ; mère morte après 2 ans de paralysie. Deux enfants dont une fille morte à 47 ans d'hémorragie cérébrale.

Antécédents personnels.

Pas de maladies graves avant l'affection actuelle. Habitudes éthyliques.

Début de l'affection il y a 7 ou 8 mois ; le malade vomit de 3 à 4 fois par jour. Les vomiseements sont alimentaires, muqueux, bilieux. Ils ont un goût aigre, et sont peu abondants. Pas d'hématémèse ni de mœlena.

Depuis 4 mois le malade souffre dans la région épigastrique avec exacerbations qui sont sans relation avec l'heure des repas. C'est une sensation de brûlures et de pesanteur.

L'anorexie est compléte et constante. Le malade a le dégoût de la viande, du pain, des légumes. Le lait et le bouillon seuls sont tolérés. Constipation depuis 6 semaines.

Intervention le 13 août 1897.

On trouve sur la face antérieure de l'estomac une masse dégénérée qui l'enveloppe presque tout entière, s'étend vers le pylore,

(1) Nous remercions de son amabilité notre ami M. le Dr Kieffer qui nous a été d'un grand secours pour la recherche et le classement de nos observations.

mais ne l'intéresse pas. Au voisinage de la grande courbure, on trouve un espace sain, suffisant pour pratiquer la gastro-entérostomie antérieure.

Suites opératoires. — Le malade n'a vomi ni avant, ni après l'opération. Les suites ont été bonnes. Dès le 2e jour, le malade prend des bouillons, le 3e des potages et au bout de 8 jours, il se levait et mangeait la nourriture ordinaire de l'hôpital. Jamais il n'eut de température.

Il retourne chez lui en Indre-et-Loire douze jours après l'opération. Au 14 octobre les vomissements n'ont pas reparu, l'alimentation se fait normalement ; le malade qui a notamment engraissé se livre à ses occupations ordinaires ; il ne souffre, ni ne vomit et se déclare très satisfait. La tumeur est toujours très volumineuse.

Observation II

C. Jean, 42 ans, caissier, entre à l'hôpital le 14 mars 1899.

Pas d'antécédents héréditaires, ni personnels.

Depuis 8 mois le malade souffre dans la région épigastrique. La douleur est survenue à la suite d'un travail très fatiguant. L'appétit a disparu. Diarrhée très abondante. Le malade ne pouvait prendre que du lait ; il faisait des efforts pour vomir, mais ne pouvait rien rendre.

La douleur est lancinante. Le malade la compare à des piqûres d'aiguille ; elle siège dans la région épigastrique avec irradiation dans le dos. Elle est toujours très vive et n'augmente pas après les repas.

Le malade pèse 55 kilos.

Opération le 16 mars.

Après l'incision, la grande courbure est facilement attirée. Il y a des ganglions dans l'épiploon. Sur la partie supérieure de la face antérieure de l'estomac, on constate un néoplasme qui recouvre la portion de la petite courbure avoisinant le cardia et envahit légèrement la face postérieure. L'estomac est à peine dilaté. On fait la gastro-entérostomie malgré l'intégrité du pylore.

Suites opératoires. — 20 mars.

Le malade est en bon état. Pas de température, pas de vomissements, la douleur a disparu.

Le 22 mars, le malade prend pour la première fois des aliments solides : soupe, viande.

Il quitte l'hôpital le 30 mars se trouvant très bien. Il pèse 56 k.

Observation III

G... Marie, 62 ans, entre à l'hôpital le 5 avril 1900.

Il y a un an, la malade a été atteinte d'ictère. En mars 1900, elle eut des vomissements abondants, couleur suie. Depuis elle eut tous les jours des vomissement dont elle évalue la quantité à un litre et demi environ.

Au niveau du creux épigastrique, la malade ressent une douleur très vive, exagérée par la pression.

Poids 43 kilos.

Opération le 21 avril. — On trouve sur la petite courbure de l'estomac une tumeur dure, adhérente à la face inférieure du foie. Le pylore est sain. On pratique la gastro-entérostomie postérieure.

Suites opératoires. — Le surlendemain de l'opération, la malade a une diarrhée abondante ; le 4e jour elle vomit beaucoup, mais l'amélioration commence les jours suivants. Les douleurs et les vomissements disparaissent et l'appétit revient lentement.

La malade sort le 14 mai, très améliorée.

Observation IV

V... Edmond, 49 ans, cordonnier entre à l'hôpital le 9 juillet 1902.

Antécédents héréditaires.. — Père mort d'une pleurésie, mère bien portante.

Antécédents personnels. — Fièvre muqueuse à 7 ans.

A toujours été bien portant.

En octobre 1900 le malade commence à souffrir de l'estomac. Après les repas. il a un peu de ballonnement, une sensation de pesanteur à l'épigastre pendant une heure ou deux. Les digestions deviennent pénibles et le malade éprouve une sensation de déchirure au niveau de l'estomac. Quelquefois il rejette alors une gorgée de liquide qui le brûle, mais pas d'aliments.

Il va consulter ; on lui ordonne des poudres qui le calment pendant 3 mois environ; puis les mêmes troubles reparaissent et persistent jusqu'en mars dernier avec des alternatives d'accalmie.

En mars 1902, les douleurs deviennent plus violentes, sous forme de coliques siégeant au niveau de l'épigastre ; elles siègent souvent à gauche et s'irradient parfois en ceinture. Elles sont continuelles mais plus vives après les repas. Elles amènent des vomissements.

Ceux-ci sont peu abondants, quelquefois alimentaires mais le plus souvent liquides.

Ils ne dépassent pas un demi litre comme quantité et se produisent généralement par gorgées, plusieurs fois par jour, le plus souvent 2 à 3 heures après les repas. Ils apaisent momentanément la douleur.

Jamais d'hématémèse ni de mælena.

Depuis le mois de mars, le malade a été obligé de laisser son travail. Il maigrit, il a perdu à peu près 12 livres. Il pesait 84 livres il y a 15 jours, 83 il y a 8 jours ; actuellement il pèse 81.

Il ne prend qu'un peu de lait et quelquefois un œuf cru.

Il va difficilement à la selle.

La palpation est douloureuse au niveau de l'épigastre. On ne sent pas du tumeur. On ne perçoit pas de clapotement stomacal. On trouve an petit ganglion sus-claviculaire droit.

Intervention le 17 juillet. — L'estomac est petit et présente un gros néoplasme assez mobile, sauf à la partie supérieure qui occupe la partie moyenne de l'estomac. Le pylore n'est pas atteint.

Suites opératoires. — *17 juillet.* — Café....... 150
Vin blanc....... 150

Pas de vomissements.

18. — Le malade n'a rendu ni gaz, ni selles. On lui donne un lavement qui ne produit aucun effet. Puis il prend un verre d'eau de sedlizt et va à la selle.

Régime:	Café.............	150
	Vin blanc.......	100
	Bouillon.........	1/2 litre
	Citronnelle.	

Dans la nuit du 18 au 19, il vomit une pleine cuvette de bile.

Le 20 *juillet*, les vomissements ont cessé. Un verre d'eau de sedlitz amène des selles abendantes.

Le malade mange du poulet, des œufs, du pain, du biscuit, ll boit du bouillon, du lait, du vin rouge.

Le régime varie peu jusqu'au 28 juillet, jour où les fils sont enlevés.

Le 29 *juillet*, le malade commence à se lever. il mange deux portions de pain et du veau, des beafsteask.

Depuis le 21 *juillet*, il va tous les jours à la selle sans purgatif ni lavements.

Il sort le 2 août et pèse 77 livres 200.

Revu en novembre 1902, il pèse 87 livres.

Le dégoût pour la viande reparaît, en décembre il vomit tous les 8 jours; en janvier 1903, l ne pèse plus que 82 livres, en mars 78, et il meurt cachectique le 17 août 1903.

OBSERVATION V (Thèse Poussin).

Le nommé M..., 46 ans, mécanicien, est entré à l'Hôtel-Dieu le 13 septembre 1982, dans le service de M. le Pr Monprofit.

Antécédents héréditaires. — Père mort d'Accident.

Mère morte de cancer du sein.

Antécédents personnels. — Depuis un an, la malade souffre dans la région hépatique et stomacale presque tous les jours après les repas, les douleurs sont lancinantes et répondent à la colonne vertébral. Le malade a commencé à vomir dès le début. Il vomissait tous les jours, à n'importe quelle heure, mais jamais aussitôt après les repas. Les vomissements sont précédés d'une sensation de brûlure à l'épigastre, les glaires vomies sont acides et amères.

Au mois de mai 1902, les vomissements deviennent foncés, plus noirs, moins pénibles. Au mois de juin, dans une nuit, le malade vomit du sang pur en caillots en quantité condidérable (2 litres au moins). Le malade est remonté pendant 6 jours par des injections de sérum ; on lui en fait environ 5 litres. Dans les jours qui suivent cette hématémèse le malade voit ses matières noires comme de la suie.

Depuis la fin de juin jusqu'au commencement de septembre le malade va bien mieux. Il ne vomit plus, ne souffre plus. Depuis le 5 septembre les douleurs sont revenues au creux épigastrique, mais ne sont pas transfixantes.

Les vomissements sont reparus (deux fois en 8 jours). Le malade dit remplir à chaque vomissement la moitié d'un seau de quatre à cinq litres. Malaise de nouveau depuis samedi.

Examen du ventre. — A l'inspection le ventre paraît normal, la peau est souple.

La palpation facile ne montre aucune tumeur dans la profondeur et est un peu douloureux. La percussion dénote un estomac dilaté descendant à 5 travers de doigt au-dessous de l'ombilisc.

Opération. — Le 17 septembre 1902.

On trouve une tumeur de la grosseur du poing ressemblant à un ulcère avec périgastrite, située à la partie postérieure de l'estomac, non loin du pylore dont la perméabilité est restée complète.

Suites opératoires. — Dans la journée, le malade a vomi plusieurs fois, a pris 150 grammes de vin blanc, 150 de café. Le soir, souffrant beaucoup, on lui fait une injection de 0,01 de morphine.

Dans la nuit du 17 au 18, nouveau vomissement.

Le 18 septembre, le malade prend : 150 grammes de vin blanc, 150 grammes café, 1 litre bouillon, 1/2 litre lait ; le soir un peu de soupe. Le malade n'a pas encore rendu de gaz depuis l'opération, il n'est pas allé à la selle. Le soir on lui donne un lavement.

Dans la nuit du 18 au 19, le malade va six fois à la selle en diarrhée et rend beaucoup de gaz.

Le 19 *septembre.* — Pas de vomissements, le malade rend des gaz ; prend : 2 litres de lait, 1/2 litre bouillon, 150 grammes café, 150 vin blanc. Le soir, deux œufs.

Le 20 *septembre.* — Matin, même régime ; le soir, de la cervelle de veau, soir, rôti de veau.

A partir de ce jour, le malade a toujours continué à manger de la viande, poulet, bifteck, côtelettes, fruits cuits et crus sans jamais ressentir aucune douleur.

Le 26 *septembre.* — On fait son pansement, la plaie est belle. Le malade s'est levé 1 h. 1/2. A partir de ce jour, il prend toute espèce de nourriture sans jamais ressentir aucune douleur.

Le 28 *septembre.* — On enlève les fils.

Le 4 *octobre.* — Le malade sort guéri, mangeant de tout, chose qu'il n'avait pas faite depuis 6 mois.

Mort le 15 juillet 1903.

Observation VI

P. M.., 66 ans. Retraité, est entré à l'Hôtel-Dieu, le 9 octobre 1902, dans le service de M. le Pr Monprofit.

Antécédents héréditaires. — Père mort à 55 ans, de congestion. Mère morte à 77 ans, de vieillesse : 11 enfants.

Antécédents personnels. — A 10 ans, fièvre typhoïde.

Le malade dit avoir toujours souffert un peu de l'estomac. Il avait des indispositions fréquentes. Au commencement de l'année 1902, le malade ressent des douleurs au creux épigastrique au moment de chaque digestion. Peu à peu, il perd l'appétit. Cet état persistant, le malade va voir son médecin. Au commencement de juillet, il est mis au régime lacté. Pas de vomissements jusqu'alors. Comme il allait mieux, au bout de quinze jours, il cesse le régime lacté. Il y a trois semaines, après un repas copieux, le malade ressent quelques douleurs vives au creux épigastrique et perd subitement l'appétit.

Il reprend alors le régime lacté exclusif ; huit jours après, il vomit et l'on retrouve des aliments pris au repas indiqué ci-dessus.

Le 3 et le 4 *octobre*. — Le malade prend quelques œufs.

Le 6. — Il vomit de nouveau et l'on constate la présence d'œufs parmi les matières vomies.

Depuis le commencement de l'année, le malade a maigri de 12 kg. 5. Depuis 8 jours, de 2 kg. 3.

Etat actuel. 10 *octobre* 1902. — Le creux épigastrique est douloureux à la palpation. On ne trouve pas de tumeur appréciable. Par la succussion on entend à 8 heures du matin un clapotement dans l'estomac. Le malade n'avait rien pris depuis minuit. Pas de mlena, pas d'hématémèse. Depuis trois semaines, constipation très grande.

Opération le 11 *octobre* 1902. — On constate sur la face postérieure de l'estomac une tumeur située non loin du pylore, mais n'allant pas jusqu'à lui. Cette tumeur est adhérente mais peu volumineuse. L'estomac est notablement dilaté.

Suites opératoires. — Pendant cinq jours, le malade ne prend que du lait et du liquide en quantité assez considérable.

16 *octobre.* — Il prend le matin une soupe légère, du café au lait. A midi, potage vermicelle, ris de veau, pain, pruneaux. Un demi-verre de vin avec eau de Vichy. Entre les repas, lait et 150 gr. de vin blanc.

Le soir, bouillon gras, un peu de raisin, un demi-verre de vin. A minuit : bouillon gras.

17 *octobre.* — Soupe légère, café au lait, déjeuner et dîner comme la veille.

18 *octobre.* — Le malade digère très bien, ne vomit pas, se sent beaucoup mieux. Il a un peu de diarrhée.

On enlève les fils le 24 octobre. Le malade va très bien. Il quitte l'hôpital le 5 novembre.

Observation VII.

La nommée B.., âgée de 53 ans, ménagère, est entrée à l'Hôtel-Dieu, le 18 novembre 1902, dans le service de M. le Pr Monprofit.

Antécédent héréditaire. — Mère morte à 84 ans, d'un cancroïde de la face. Pére mort à 98 ans de fluxion de poitrine ; deux sœurs bien portantes.

Antécédents personnels.

A 9 ans, fièvre muqueuse, trois grossesses normales. A toujours été sujette aux rhumatismes.

Depuis un an, avait des digestions pénibles au mois d'août, elle éprouve de vives douleurs dans tout l'abdomen mais vomit rarement. L'appétit était considérablement diminué. Depuis un mois, la malade vomit des aliments quelques heures après leur ingestion.

Actuellement, la malade souffre continuellement avec des crises plus vives. La douleur commence dans la région épigastrique et s'irradie dans l'abdomen et les lombes. C'est une sensation de picotement, comme si on lui enfonçait des aiguilles. Les douleurs sont augmentées par les mouvements et le décubitus dorsal et calmées un peu par le décubitus latéral droit.

Les vomissements sont alimentaires et bilieux. Ils surviennent peu de temps après les repas et se font assez facilement. Jamais de vomissements noirâtres.

La malade est très constipée ; elle a beaucoup maigri. Elle pesait 119 livres au mois d'août et elle ne pesait plus que 104 vers le 15 octobre. L'appétit était nul.

La malade ne peut sentir la viande ; elle urine avec difficulté.

A l'inspection on remarque uue voussure au niveau de l'ombilic.

La palpation permet de sentir une masse dure, au niveau de la voussure, du volume du poing, remontant à deux travers de doigt au-dessus de l'ombilic et descendant à trois au-dessous.

Cette masse est mobile et douloureuse à la palpation.

Adénite inguinale et claviculaire.

Opération le 25 novembre 1902 — On voit nettement dans la région ombilicale une tumeur grosse comme le poing, un peu mobile dans le sens transversal, fixe dans le sens vertical, très saillante. Elle est très volumineuse, siégeant à la partie moyenne de l'estomac. Elle est adhérente en arrière à la partie profonde du pancréas. Il y a des ganglions dans l'épiploon.

Suites opératoires. — 25 novembre. Au soir, vomissements et douleurs. La malade prend un peu de citronnelle, elle urine seule pas de gaz, pas de selle.

26 *novembre*. — La malade prend de la citronnelle; elle ne vomit plus mais sent un poids sur l'estomac ,quelques gaz, pas de selles.

27 *novembre*. — La malade va à la selle par lavements; elle prend du lait et du bouillon,

28 *novembre*. — Quelques coliques; gaz, pas de selles. Matin : bouillon, aile de poulet, pruneaux ; soir : potage, œufs.

29 *novembre*. — La malade mange un peu de viande sans vomir, simplement quelques coliques.

30 *novembre*. — Elle continue à manger mais a toujours quelques coliques.

Elle va ensuite de mienx en mieux. Le 5 décembre, on enlève les fils, elle a engraissé de 5 livres; de 104 son poids s'est élevé à 109.

Elle quitte l'hôpital le 6 décembre.

Observvtion VIII

M. P. 49 ans. Cocher. Les antécédents ne nous apprennent rien.

Antécédents personnels. — Pas d'habitudes alcooliques, pas de syphilis, aucune maladie grave dans l'enfance.

Histoire de la maladie. — Depuis trois ans, le malade souffre de l'estomac; il vomit fréquemment des glaires et des aliments. Il y a un an environ; il y a eu des selles noires pendant 8 jours. Depuis 10 mois; il a maigri de 31 livres. De 160 livres son poids est descendu à 129. Il y a six semaines, il entre à l'hôpital dans un service de médecinc. Lo régime lacté n'a pas grande influence sur les vomissements qui surviennent à n'importe quelle heure, sont abondants, surtout glaireux, n'ont été noirs que trois fois. Il y a 15 jours environ, le malade a eu 4 jours de constipation.

Etat actuel 30 octobre 1898.

(1) Les vomissements ont cessé depuis 6 jours.

(2) La douleur est toujours très vive, continue avec paroxysmes. Elle est localisée nettement à gauche; un peu en avant de la ligne axillaire, à 4 doigts au dessous du mamelon; elle occupe la lar-

geur de la main et n'a pas variée depuis deux ans. Au moment des crises, elle s'irradie a u creux épigastrique, dans le dos, occupe en somme tout le demi périmètre thoracique gauche.

Le malade la compare à des coups de poignard.

3) Depuis 6 jours, ni hématémèses ni mœléna.

4) L'appétit est bien diminué. La constipation existe mais moins opiniâtre. En examinant la région douloureuse on ne voit rien, ni ballonnement, ni rétraction de la région stomacale. La palpation difficile à pratiquer à cause du défaut de relâchement des muscles droits ne révèle cependant aucune tumeur. L'estomac ne paraît pas dilaté. Nous ne trouvons aucun engorgement ganglionnaire. Le 1er novembre on est obligé de faire une piqûre de morphine au malade qui a une crise excessivement douloureuse. Ces crises se renouvellent au moins deux fois par jour.

Opération, le 7 nov. 1899. -- Gastro-entérostomie en Y.

On trouve un néoplasme assez volumineux de la petite courbure. On aperçoit une cicatrice rayonnée, le pancréas semble interessé, le pylore est libre.

Suites opératoires. — Le malade ne vomit pas dans la première journée, il prend trois petites tasses de lait dans l'après-midi. Dès son réveil, il se plaint d'une pesanteur dans le bras gauche qu'il ne peut élever sans l'aide de son bras droit.

Le 2e jour il prend 1 litre de lait et trois bols de bouillon. Il ne va pas à la selle. Le bras gauche est toujours inerte. Il fléchit bien l'avant-bras sur le bras, mais ne peut élever celui-ci, la sensibilité n'est pas modifiée.

Il éprouve un engourdissement dans les deux jambes, mais principalement à gauche, la sensibilité est légèrement diminuée de ce côté. Le malade rend des gaz par l'anus, mais surtout par la bouche.

Le 3e *jour.* — Un litre et demi de lait, deux tapiocas, même remarque pour le bras gauche et membre inférieur.

Le 4e *jour.* — Deux litres de lait, panades, tapiocas, deux œufs. Le malade va à la selle. Il tousse un peu. Les phénomènes observés dans le bras gauche continuent.

Le 5e *jour.* — Lait, bouillon, trois œufs, bouillie.

Le 6e *jour.* — Même alimentation plus un peu de poulet avec deux bouchées de pain. Persistance de paralysie du bras gauche. Le malade retourne à la selle avec lavement.

Les 7e et 8e *jours*. — Même alimentation. Etat général excellent, on augmente la viande et le pain.

Les 9e et 10e *jours*, il commence à manger deux portions.

Le 11e et les jours suivants il est à trois portions, puis à quatre. Les fils sont enlevés le quinzième jour après l'opération.

La paralysie du bras n'a subi aucune amélioration. Le mouvement est aboli. Engourdissement de la jambe du même côté, diminution de la sensibilité.

Le malade sort le 24 novembre. Il a engraissé de 8 livres : il pèse 132 livres et les crises douloureuses ont presque entièrement disparu.

Revu le 7 avril. Alimentation continue, embonpoint, mais quelques crises douloureuses.

Revu le 20 janvier 1904, il est toujours en bon état, il est cocher de grandes remise et de temps à autre il conduit à son tour M. Monprofit opérer ses malades.

Observation IX

G. Victorine âgée de 64 ans, ménagère entre à l'hôpital le 24 juin 1900.

Il y a un an, elle a été opérée d'une hernie étranglée survenue à la suite de vomissements. Elle vient à l'hôpital parce qu'elle ne peut plus garder aucun aliment. Les vomissements remontent à 20 ans. Au début la malade les attribuait à l'irrégularité de ses repas. Pendant les 10 premières années ils étaient du reste peu fréquents et survenaient généralement de 3 à 6 heures après les repas ; ils étaient très abondants (le contenu d'une cuvette) mais complètement liquides.

Depuis trois ans, ils sont devenus plus fréquents. Avant cette date, ils ne se produisaient que tous les 3 ou 4 jours, quelquefois tous les huit jonrs seulement. Actuellsment la malade vomit à peu près tous les jours et quelqnefois aussitôt après les repas. Les aliments sont peu digérés et peuvent-être reconnus. La semaine dernière la malade avait pris deux cachets de charbon elle reste deux jours sans vomir et dans le premier vomissement après les 48 heures elle prétend avoir retrouvé intacts les cachets qu'elle avait pris.

L'amaigrissement a été rapide depuis quelques années. La constipation est opiniâtre. Les selles ne surviennent qu'à la suite de laxatifs. On ne trouve rien dans les urines.

La palpation et la percussion dénotent un estomac dilaté. On ne sent pas de tumeurs. Poids. — 97 livres.

Opération le 26 juin. — On trouve sur la petite courbure un noyau néoplasique de la grosseur d'une pomme s'étendant jusqu'au cardia ; le pylore est absolument sain ; le mésocôlon est très gros,

Suites opératoires. — La malade n'a plus vomi depuis l'intervention.

Le 26. — Vin blanc 150. Café 150. Eau de selzt.
27. — — 300. id. id.
28. — Le matin potage, un artichaut, soir 2 œufs.
30. — Potage, artichaut, œufs.

1er *juillet.* — Même régime plus du veau, de la salade.

jours suivants. — Régime habituel de la salle.

L'appétit revient, la malade n'a même plus de nausées. Elle sort le 9 juillet.

Elle pèse 108 livres.

Revue le 6 janvier 1903, la malade est en excellent état; elle pèse 142 Elle s'alimente très bien, ne vomit pas et a des selles régulières.

Revue le 10 janvier 1903, elle est toujours en excellent état.

Observation X

La nommée L. M., 46 ans, entre dans le service le 12 octobre.

Antécédents héréditaires. — Père mort enphysémateux, a 76 ans ; mère morte d'une tumeur dans le ventre; un frère mort épileptique à 20 ans.

Antécédents personnels. — Réglée à 12 ans, à été a cette époque très anémique pendant deux ans. Mariée à 21 ans.

A 23 ans, a un fils bien portant. A souffert depuis l'accouchement dans le ventre pendant trois ans. A 30 ans, elle a la fièvre typhoïde et une phlébite consécutivement.

En mars 1900. La malade à une péritonite qni la tient au lit pendant cinq mois, deux mois de fièvre. Au mois de juillet cette année elle perd tout à coup l'appétit, elle vomit un jour un verre à Bordeaux environ de sang vif.

1901. — Depuis ce temps elle souffre de douleurs continuelles au niveau de l estomac et dans tout le dos. Les douleurs s'exaspèrent après la moindre ingestion alimentaire.

D'ailleurs aucun aliment solide n'est toléré ; le bouillon seul passe A la fin de septembre, elle rend par l'anus une membrane longue de 20 cent. accompagné d'un peu de sang. La malade a maigri de 14 livres depuis le mois de juillet. Elle est, en outre, très constipée : ne va à la selle que grâce à des médications.

La palpation de la région gastrique est très douloureuse, surtout à droite de la ligne médiane. Détente musculaire considérable.

Opération le 17 octobre 1901. — L'estomac paraît dilaté, A sa partie postérieure se trouve une tumeur assez volumineuse et adhérente ; le pylore semble sain. On fait la gastro-entérostomie postérieure en Y.

Suites opératoires. — Dans l'après-midi qui suit l'intervention la malade a des vomissements, souffre du ventre. Température 37° 4, le pouls est petit, assez rapide. On lui fait un litre de sérum, et 25 centigrammes de caféine.

Dans la nuit, nouvelle injection de caféine.

Le pouls ne se relève pas, il devient très rapide (160 pulsations) filiforme. La températures est à 36°8.

A 6 heures du matin, la malade meurt.

Observation XI

J..., âgée de 32 ans journalière, entre dans le service le 14 février 1903.

Antécédents personnels. — Pas de maladie antérieure. Réglée à 24 ans, régulièrement, règles ni abondantes, ni douloureuses.

Pas de grossesse.

Depuis l'âge d'environ 20 ans, la malade souffre de l'estomac Elle éprouve des douleurs vives quelques heures après l'ingestion des aliments. Il lui arrive de vomir ses aliments ; mais les vomissements sont peu fréquents, à peine surviennent-ils tous les 8 jours ? La malade dès ce moment, mange peu, ayant de la répugnance pour ce qui a un goût acide.

Pendant environ dix ans, la malade reste dans cet état, ne se préoccupant pas de ses crampes d'estomac et ne se soignant pas.

Mais depuis dix ans, les douleurs sont plus fréquentes et plus vives ; les vomissements se sont reproduits plus souvent.

C'est alors que la malade s'est soignée et a suivi le régime lacté qui l'améliore beaucoup.

Actuellement les douleurs sont vives, survenant surtout aprés les repas, donnant à la malade une sensation de construction fort pénible. Elles siègent dans le flanc gauche, l'hypocondre gauche avec irradiation vers la région épigastrique.

Elles sont exaspérées par la pression, les mouvements, par l'ingestion de divers liquides tel que le vin ; calmées par le repos, le régime lacté, le décubitus latéral.

Elles reviennent par crises douloureuses. Les vomissements sont peu fréquents. Ils reviennent quelquefois deux ou trois fois par semaine et quelquefois la malade reste trois jours sans vomir ; ils sont constitués par des débris alimentaires : pas de vomissements noirâtres.

Ils surviennent environ quatre à cinq heures après les repas, sont précédés de violentes nausées et de douleurs vives et suivis d'un grand bien-être par cessation des phénomènes douloureux. Leur abondance est peu considérable, un ou deux verres à chaque vomissement.

La malade a beaucoup de renvois amers. La constipation est habituelle et opiniâtre. Pas de troubles, de miction. Pas de troubles des organes génitaux.

Etat général. — Répugnance pour certains aliments surtout les acides. Peu d'appétit. La malade prétend avoir maigri mais elle ne peut donner de chiffres.

A l'inspection, on note une saillie occupant l'hypochondre gauche, s'étendant depuis les dernières côtes jusqu'à cinq ou six travers de doigt au-dessous, grosseur allongée, large de trois à quatre travers de doigt donnant une sensation de résistance à la palpation.

Cette grosseur est mobile et variable avec la position de la malade, les moments où on l'examine. La percussion dénote une dilatation d'estomac qui semble descendre au-dessous de la ligne costo-ombilicale.

Opération le 17 *février* 1903. — On trouve l'estomac très dilaté et adhérent, par sa face antérieure à la paroi. Cette adhérenee semble très solide et est due à la cicatrice d'un vieil ulcère. On fait une Y postérieure.

Suites opératoires. — 17 *Février.* — La malade vomit deux fois dans la soirée; elle se plaint de vives douleurs d'estomac, elle ne prend qu'un peu de vin blanc.

18 *Février.* — La nuit a été mauvaise. La malade n'a dormi que deux heures; elle a vomi une fois vers 3 heures du matin. Au matin elle se sent mieux et prend un peu de lait. Dans la soirée, nouveaux vomissements. Elle ne prend qu'une demi-tasse de lait. Elle ne rend pas de gaz et ne ne va pas à la selle. On lui donne un lavement qui provoque une selle.

19 *Février.* — La malade va mieux. Elle a dormi dans la nuit; elle ne vomit plus et prend 4 tasses de lait dans la journée.

20 *Février.* — La malade prend quatre tasses de lait et deux œufs. Le soir, elle a 38°, mais ne souffre pas.

21 *Février.* — La malade se trouve bien. Elle prend du lait et des œufs; mais le soir elle a encore 38°. Le ventre est ballonné. On lui donne un lavement qui n'amène pas de selles, ni de gaz.

22 *Février.* — On lui donne une cuillerée d'huile de ricin qui provoque deux selles. Le soir la température a baissé 37°8. La malade mange deux œufs sur le plat à son déjeuner; le soir, elle prend des œufs au lait.

23 *Février.* — Le soir, température 38°. Le ventre est toujours ballonné. On lui donne un nouveau lavement qui amène une selle et du sirop d'anis qui provoque une abondante émission de gaz.

24 *Février.* — La malade va bien; plus de température 37°2.

A son déjeuner, potage, cervelle. A son dîner deux œufs.

Le lendemain elle mange deux portions et le surlendemain on enlève les fils, la malade va bien.

Revue cette année cette femme jouit actuellement d'une excellente santé.

Observation XII (1)

G. Marguerite, ménagère, 46 ans, entre dans le service le 21 novembre 1903.

Antécédents héréditaire. — Père mort à 40 ans, d'une affection stomacale, d'une gastrite au dire de la malade.

Trois frères, dont deux sont morts en bas âge.

Deux sœurs; l'une morte de tuberculose à 5 ans, l'autre bien portante.

Antécédents personnels. — A eu 9 enfants, dont 7 morts en bas âge (cholérine ?).

Réglée à 12 ans, règles régulières jusqu'à l'âge de 18 ans. A cette époque, la malade est atteinte d'un chaud et froid, qui l'oblige à rester 18 mois au lit, pendant lesquels elle maigrit considérablement. Au bout de 18 mois, elle ne tousse plus, mais commence à éprouver des douleurs au niveau de l'estomac ; elle souffre aussitôt les repas et a des vomissements légèrement striés de sang, qui apportent un soulagement immédiat.

Il y a 10 ans, les règles disparaissent un an, mais reviennent régulièrement ensuite jusqu'à l'année dernière.

Il y a 9 ans, la malade ressent tout à coup une vive douleur au creux épigastrique et rejette aussitôt le contenu d'une cuvette de sang caillé noir. Depuis cette époque, elle souffre toujours de l'estomac, et a des vomissements alimentaires une demi heure environ après ses repas. L'appétit diminue et l'amaigrissement commence.

Depuis 5 ans, les douleurs se sont accrues, mais les vomissements sont devenus moins fréquents.

(1) Due à l'obligeance de M. Guillet, interne du service.

Depuis un an, les douleurs sont très vives, les vomissements se répètent (ce sont surtout des glaires que la malade rejette) ; elle ne boit plus que du lait, ses règles deviennent très irrégulières ; elle constate quelques gouttes de sang dans ses selles.

Depuis 4 mois, elle souffre presque continuellement et ne dort plus ; elle ne prend plus que quelques gorgées de lait pour calmer ses douleurs ; trois ou quatre fois par jour, les vomissements muqueux apparaissent.

Depuis 9 ans, la malade a maigri de 10 kilos environ.

Etat actuel. — La malade souffre au niveau du creux épigastrique cette douleur s'irradie dans les flancs et dans le dos, et est calmée par l'ingestion de lait.

Trois à quatre vomissements muqueux par jour. Légère constipation ; peu de sommeil (5 heures). Poids de la malade : 100 livres.

L'estomac est douloureux à la palpation, surtout au niveau du creux épigastrique. Il semble que la paroi antérieure est indurée. On ne perçoit pas de clapotage ; la sonorité est légèrement diminuée.

Intervention le 21 novembre 1903. — La malade étant en résolution, on perçoit au-dessus de l'ombilic à gauche de la ligne médiane, sous les fausses côtes une tumeur dure, immobile, de la grosseur du poing. A l'ouverture on trouve à l'endroit correspondant de l'estomac, cette tumeur qui est adhérente à la paroi. Toute la région pylorique est saine.

Suites opératoires. — 21 *novembre.* — La malade prend une tasse de café et une de tilleul ; elle souffre continuellement, a de nombreux vomissements qui se continuent toute la nuit ; le pouls est régulier. T. 37°4.

22. — Les vomissements continuent accompagnés de violentes coliques ; on donne un lavement sans résultats. La malade prend du café et du tilleul ; on lui fait 400 gr. de sérum, et vers minuit elle commence à sommeiller. T. matin 36°2, soir 36.

23. — Les douleurs et les vomissements diminuent. Dès le matin on fait à la malade 800 gr. de sérum. On lui donne un lavement ; elle va abondamment à la selle et rend des gaz. Le soir elle se trouve soulagée.

Aliments : lait, bouillon. Température et pouls normaux.

24. — La malade ne va pas à la selle et a quelques coliques mais pas de vomissements. Elle prend du potage et le soir boit du lait.

Les coliques disparaissent le surlendemain, la malade ne souffre plus et va bien à la selle. Elle se nourrit de mieux en mieux et elle sort le 15 décembre très améliorée. Elle mange de tout, digère bien, ne souffre plus, ne vomit plus et a engraissé de deux livres pendant son séjour à l'hôpital.

Revue le 15 janvier 1901, la malade a continué à se bien porter et a engraissé d'une livre. La même plaque indurée subsiste.

Les malades des 7 premières observations étaient très probablement atteints de cancer de l'estomac, les 5 derniers n'avaient manifestement qu'une tumeur bénigne. Toutefois, nous devons ajouter que plusieurs de ces malades ont été déclassés longtemps après l'opération, ce qui montre bien jusqu'à quel point le diagnostic est difficile entre les deux affections. C'est ainsi que chez la malade de l'observation IX on avait diagnostiqué au moment de l'intervention une tumeur maligne mais la survie qui date bientôt de 4 ans démontre qu'il ne s'agissait là que d'une tumeur inflammatoire. Au contraire, la tumeur du malade de l'observation V avait été jugée bénigne. Dix mois plus tard celui-ci mourait dans la cachexie cancéreuse et le premier diagnostic dût être abandonné.

Quelle que soit la nature de la tumeur, la gastro-entérostomie donne, on le voit, de merveilleux résultats dans ces cas. Les observations que nous venons de citer nous paraissent assez éloquentes en faveur de la méthode. Tous les malades opérés sauf un, guérirent : tous virent disparaître leurs douleurs et leurs vomissements. La nutrition qui chez eux, était déplorable redevint normale et tous reprirent du poids rapidement. Comme troisième bienfait immédiat nous remarquons la réapparition de l'appétit et l'alimentation régulière.

CHAPITRE II

La gastro-entérostomie est-elle justifiée, lorsque le pylore est libre?

Nous avons vu dans le chapitre précédent que la gastro-entérostomie est profitable dans les cas de tumeurs d'estomac, alors même que celles-ci n'obstruent pas le pylore. Il faut avouer que l'application de la gastro-entérostomie dans ces cas est presque inattendue et que l'on ne voit pas à prime abord les bienfaits qu'elle peut apporter à une lésion qui ne paraissait guère susceptible d'être traitée de la sorte.

Si l'on examine attentivement les symptômes présentés par les malades qui font le sujet de nos observations, on voit qu'ils sont à peu près identiques à ceux d'une occlusion pylorique quelconque. Tous ces malades éprouvent, en effet, les douleurs, les vomissements caractéristiques de la dilatation stomacale. Il est évident que chez eux, la perméabilité du pylore n'est qu'apparente et que le contenu de l'estomac passe difficilement dans l'intestin. Il faut deux choses pour que l'estomac se vide bien, d'abord un orifice de sortie, ensuite une force quelconque chassant les aliments vers cet orifice. Que se passe-t-il chez les malades que nous étudions ? Peut-être chez certains d'entre eux, la tumeur en raison de sa mobilité peut elle venir obstruer le pylore par compression, mais il est évident que si cette cause existe, elle doit être bien rare. C'est plutôt à un spasme du pylore qu'il faut attribuer son obstruction. Ce spasme a son point de départ naturel dans l'irritation d'une muqueuse malade, parfois ulcérée, par le contact des aliments et du liquide gastrique. Il y a donc rétention gastrique et cette rétention se traduit rapidement par tous les phénomènes caractéristiques de cette affection, vomissements, douleurs, dilatation stomacale. Ne pouvant vaincre l'obstacle, les muscles de l'estomac, se laissent dilater, ils perdent leur tonicité, leur inertie s'ajoute à l'occlusion pylorique et la rétention gastrique complète est constituée.

L'anastomose gastro-intestinale remplit donc ici le même rôle que dans les cas de sténose permanente du pylore. « Elle soulage manifestement le fonctionnement de l'estomac en lui procurant un second orifice de sortie pour les matières alimentaires et leur permet de ne pas être, pendant quelque temps du moins, trop gênés par leur arrêt dans la cavité gastrique. Par suite, la marche de la maladie a été très certainement ralentie, l'opération mettant l'estomac au repos, en lui évitant la peine de se contracter pour faire franchir le pylore au chyme, et en lui procurant une sorte de vidange mécanique et automatique. Les douleurs après les repas se trouvent diminuées ou abolies et la nutrition se trouve assurée plus longtemps. En effet, toutes les fois qu'on souffre de l'estomac c'est que celui-ci se vide mal ou pas du tout. Sitôt qu'on assure l'évacuation facile les malades ne saignent plus, ne souffrent plus.

Dans cette sorte de tumeur, laissant l'anneau pylorique indemne, les vomissements ne sont pas dus à un obstacle dans la circulation des matières intra-stomacales, mais à une contraction défectueuse du viscère, essayant de se débarrasser des substances qui l'irritent au point atteint. Ce qui le prouve, c'est le résultat obtenu par la création d'un nouvel orifice de sortie largement ouvert et permettant aux aliments de gagner très rapidement l'intestin. Rien d'étonnant dès lors à ce que la gastro-entérostomie améliore vraiment de tels malades.

L'anastomose gastro-jéjunale, a donc logiquement sa raison d'être dans les cas que nous étudions. Cela paraîtra encore plus évident si l'on envisage les suites de l'opération. Nous ne parlerons pas des résultats immédiats. Ils sont comme, nous l'avons vu, l'abolition de tous les symptômes pénibles, (vomissements, douleurs) le retour à l'existence d'un malade tombé dans le marasme et la cachexie. Mais cette amélioration est-elle assez longue pour qu'on puisse la chercher dans une opération qui n'est pas sans dangers? Nous parlons surtout ici des malades atteints de tumeur maligne, les autres pouvant espérer non plus une simple amélioration mais une guérison complète comme nous le verrons plus loin.

Nous n'avons pu malheureusement suivre tous les malades.

Celui de Lord Bilton Pollard était encore bien portant 6 mois après l'opération. Le malade de notre Observ. I se déclarait très satisfait quatre mois après sa sortie de l'hôpital ; celui de l'Observ. IV a survécu 13 mois et celui de l'Observ. V n'est mort que 10 mois après son opération. Quant aux autres malades de nos premières observations ils sont tous sortis de l'hôpital très améliorés reprenant, certains, 500 gr. tous les jours.

On pourrait se demander, il est vrai, avec M. le Dr Ernest Maylard (de Glascow) si l'atténuation temporaire des symptômes est à elle seule une justification de la gastro-jéjuxostomie dans les cas de cancers de l'estomac. Pour notre maître M. le Pr Monprofit, il n'y a pas de doute. Nous le laisserons parler.

« J'admets que la formule de Roux : « La seule contre indication de la gastro-entérostomie, c'est la mort », est peut-être un peu trop absolue ; mais en somme avons-nous plus le droit de refuser la gastro-entérostomie à un moribond que de lui refuser soit un calmant, soit un réconfortant quelconque, pour diminuer ses douleurs ou prolonger de quelques instants sa misérable vie ?

Or, comment agit donc la gastro-entérostomie ? Mais elle agit avec autant de rapidité qu'un médicament, et avec beaucoup plus de sûreté ! L'opération ne donne d'ennuis que pendant quelques heures. Au bout de ce temps, le soulagement commence à se manifester par la cessation des vomissements et la possibilité de l'alimentation ; dès le lendemain déjà, le mourant éprouve le bienfait de l'intervention ; il est plein d'espoir et reprend courage.

Si le malheureux, à bout de forces, ne peut comme le

naufragé, déjà à moitié noyé, saisir la corde qu'on lui lance, et coulé à fond, reprocherez-vous donc quelque chose à la Chirurgie ? Elle comble ses vœux puisqu'elle ne donne pas à celui qui était perdu d'avance le faux espoir d'une guérison trompeuse, et termine d'un seul coup ses misères et ses jours. Voilà pour les mauvais cas.

Il faut bien compter aussi avec les erreurs de diagnostic ; tel malade cachectique et mourant *avec tumeur*, n'est pas autre chose qu'un ulcéreux qui aura une guérison indéfinie : lui refuserez-vous donc la chance de guérison parce qu'il ressemble à un cancérenx cachectique.

L'abstention, dans ces conditions, sera un véritable malheur, une faute lourde que rien ne peut excuser. Mais, sur ce point, inutile d'insister, nous sommes, je pense, tous d'accord.

Pour les cancéreux cachectique est authentiques, la survie, dit-on, n'est pas bien longue, en moyenne six à huit mois. Mais cette moyenne ne vaut guère en pratique, car si nous avons des malades qui ne survivent pas plus de deux ou trois mois, il en est qui vont beaucoup plus longtemps.

J'ai eu une malade atteinte d'une tumeur adhérente à la paroi, ultra cachectique qui a survécu deux ans et demi, sans symptômes pénibles d'aucune sorte, s'alimentant avec le plus grand plaisir et vivant de la vie de tous. Avions-nous le droit de lui refuser le répit dont-elle à largement profité ? Sait-on à l'avance les cas qui bénéficieront peu ou beaucoup de l'intervention ? Connait-on à l'avance le terme fatal ? Non, puisque nous ignorons même parfois s'il n'y aura pas survie indéfinie. »

C'est cette survie qu'on doit attendre chez tous les malades atteints d'une tumeur bénigne. Les résultats obtenus chez les cinq derniers malades dont nous avons rapporté l'observation le prouvent. Sauf un, mort de suite opératoire le lendemain, tous aujourd'hui sont bien portants, tous ont repris leurs occupations. Le malade de l'Observ. VIII opéré en 1899, la malade de l'Observ. IX opérée en 1900, ne se plaignent aucunement de l'estomac quatre et cinq ans après l'intervention. Le premier est cocher de grandes remises et conduit à son tour, de temps à autre, M. Monprofit opérer ses malades. Les faits de Chaput (1898), Mauclaire (1899), etc., se rapportant à des tumeurs inflammatoires viennent encore s'ajouter à l'appui de ceux dont nous venons de parler.

Dans certains cas, on peut, non seulement espérer la disparition définitive des accidents, mais encore la diminution, voire même la disparition de la tumeur. Hartmann ne disait-il pas en 1899 à la Société de Chirurgie. « Un point que je tiens à mettre en relief est la fonte rapide de la tumeur à la suite de la gastro-entérostomie. L'excellence du résultat obtenu vaut mieux du reste que tous les raisonnements pour légitimer la conduite suivie. M. Chaput nous a, de même, montré la rétrocession d'une tumeur liée à un ulcère gastrique, à la suite de la gastro-entérostomie. Je ne puis que vous confirmer ces faits et vous dire, en me reportant aux résultats de ma pratique personnelle, que le meilleur traitement chirurgical de l'ulcère gastrique n'est pas l'extirpation, c'est le traitement indirect par la gastro-entérostomie. »

CHAPITRE III

Contre-indications. — Opérations suppléant la gastro-entérostomie.

Nous avons vu les bons résultats de la gastro-entérostomie, dans les variétés de tumeurs que nous étudions, est-ce à dire pour cela qu'elle est toujours indiquée dans ces cas ? Evidemment non. Tout en restant l'opération de choix, certaines opérations, la gastrectomie en particulier, doivent parfois lui être préférées.

« Il ne faut point en effet, opposer l'une à l'autre la gastrectomie et la gastro-entérostomie. Les deux opérations ont leurs limites, où l'une cède la place à l'autre. La gastrectomie doit être pratiquée toutes les fois qu'elle est possible, d'une façon vraiment pratique, et pour cela il faut une tumeur mobile, peu adhérente, sans grand retentissement ganglionnaire. En dehors de ces conditions, la gastrectomie présente une mortalité immédiate considérable, et n'offre pas beaucoup plus d'avantages éloignés que la simple anastomose. » Hartmann disait même à la Société de Chirurgie, 1895. « L'extirpation qui, dans les cas favorables sans adhérences, semblerait à peine supérieure, est dans la réalité, inférieure à la gastro-entérostomie. Tout au plus indiquée pour les ulcères de la face antérieure de l'estomac, facilement accessibles, elle doit être rejetée dans les autres cas. »

Si l'on compare, en effet, les résultats immédiats de ces deux opérations, on voit que ceux de la gastrectomie, sont loin d'être encourageants. Un certain nombre de malades, ne peuvent supporter le shock opératoire, et les décès sont d'autant plus nombreux, que la tumeur est plus volumineuse et plus adhérente.

Ses résultats éloignés, sont-ils bien meilleurs que ceux de la simple anastomose ? De deux choses l'une ; ou le malade est un *cancéreux*, et l'extirpation de la tumeur si complète soit-elle, n'en empêchera pas la récidive, ou c'est un *ulcéreux avec tumeur*.

Dans ce cas, nous avons vu les résultats que donnait la gastro-entérostomie ; ils ne peuvent être meilleurs, puisque tous les opérés ont guéri. Or, entre deux opérations, donnant à peu près le même résultat éloigné, il faut sans contester, choisir la plus simple et la moins dangereuse.

On pourra nous objecter il est vrai, la crainte de voir dégénérer la tumeur bénigne en cancer, que l'on rencontre assez souvent, se greffant sur un ulcère ou sa cicatrice. Il est à peu prés prouvé que l'irritation joue le rôle principal, dans l'évolution d'une tumeur. La gastro-entérostomie supprime cette cause. Après elle nous avons vu des tumeurs rétrocéder ; nous pouvons a *fortiori* compter sur elle, pour arrêter leur développement et prévenir le cancer.

Le champ de la gastrectomie est donc assez restreint. Cette opération ne devrait être préférée, croyons-nous, seulement dans les cas où le volume et la mobilité de la tumeur, en font une intervention aussi bénigne que la gastro-entérostomie.

Il nous reste à envisager les cas où la gastro-entérostomie est impossible, soit en raison de l'état général du malade, soit en raison du volume de la tumeur. Heureusement, le premier cas devient de plus en plus rare. Les malades, voyant que la médecine ne donne rien dans ce cas et pouvant de jour en jour mieux apprécier les bienfaits de la chirurgie arrivent ordinairement assez tôt pour que leur état permette de les opérer. Cette confiance ne peut qu'augmenter. Les malades verront dans la chirurgie un traitement et la regarderont de moins en moins comme un suprême espoir.

Toutefois, il y aura longtemps encore des opérés atteints de tumeur assez volumineuse pour que la gastro-entérostomie, soit impossible. Pour que cette intervention ait lieu, il faut en effet, une portion de la paroi stomacale suffisamment saine et étendue pour que l'anastomose soit possible sans qu'on ait à craindre immédiatement l'obstruction du nouvel orifice.

Dans le cas contraire, on aura recours à la jéjunostomie. Le 10 février dernier M. Schwartz a fait sur un mémoire de

M. le Dr Riche, intitulé « De la jéjunostomie et spécialement de la jéjunostomie en Y » un rapport auquel nous empruntons ce qui suit.

« Nous sommes d'accord avec Mayal pour prôner la jejunostomie en X, mais en la regardant comme une opération de nécessité. Toutes les fois que la gastro-entérostomie antérieure ou postérieure sera possible, assez loin des lésions pour ne pas avoir à craindre une propagation trop rapide, nous la préférerons, même à gravité un peu plus grande ; car ce qu'il faut surtout donner aux malheureux malades, c'est l'illusion de la guérison, si nous ne pouvons la leur donner vraie et définitive. Et puis, il faut compter sur des erreurs possibles de diagnostic, s'il s'agit d'une sténose pylorique de nature non cancéreuse, la gastro-entérostomie constituera l'opération de beaucoup la meilleure. »

Pour Mayal et le Dr Riche, la jéjunostomie ne doit pas être une opération faite *in extremis,* un pis aller parce que toute gastro-entérostomie est impossible, elle doit constituer une intervention de choix et non de nécessité.

Tel n'est pas l'avis de M. Schwartz qui conclut ainsi : «Pour ce qui est du cancer de l'estomac avec sténose, si les lésions sont trop avancées pour contre-indiquer l'extirpation, la gastro-entérostomie reste l'opération de choix, la jéjunostomie, l'opération de nécessité, à laquelle on aura recours sans hésitation en employant toutes les fois que cela sera possible, le procédé en Y qui donne sans aucun doute les meilleurs résultats opératoires et thérapeutiques ».

On fera donc la gastro-entérostomie; toutes les fois qu'elle sera possible lorsque la gastrectomie ne paraîtra pas indiquée. On fera de préférence la gastro-entérostomie postérieure toutes les fois que l'état des parois de l'estomac le permettra mais on sera parfois forcé par le siège de la tumeur à faire l'anastomose ailleurs. On peut dire, en règle générale, que la gastro-entérostomie antérieure se trouvera indiquée, dans les cas de tumeur de la face postérieure, la gastro-entérostomie postérieure dans ceux de la face antérieure.

Nous n'avons pas à discuter ici les avantages et les inconvénients de chaque intervention, mais les procédés en Y semblent bien être les procédés de choix.

CONCLUSION

1) Les signes cliniques donnent les plus importantes indications pour le traitement. Lorsque ces signes indiquent un obstacle au passage des aliments de l'estomac dans l'intestin, dans les cas de tumeurs de l'estomac accompagnées de douleurs et de vomissements, le chirurgien doit pratiquer la gastro-entérostomie avec beaucoup de chances de succès pour le malade, alors même que la tumeur n'obstrue pas le pylore. Si cette tumeur est *maligne* l'amélioration sera certaine mais de durée limitée; si elle est *bénigne*, le malade sera très probablement guéri pour toujours.

(2 Lorsqu'un malade a présenté des symptômes de stase gastrique et qu'à l'intervention, l'on trouve le pylore libre, l'occlusion pour être moins apparente n'en existe pas moins

et la gastro-entérostomie est aussi justifiée que dans les cas de tumeur pylorique.

3) Toutefois si la tumeur est petite, mobile, peu ou pas adhérente, en un mot facile à extirper, on fera de préférence la gastrectomie, mais dans ce cas seulement.

4) Enfin, chez les malades atteints d'une tumeur inextirpable ayant envahi l'estomac tout entier, s'il ne reste pas assez de partie saine pour pratiquer l'anastomose gastro-jéjunale on fera la jéjunostomie en Y. Mais cette opération ne doit être qu'un *pis aller* et est de beaucoup inférieure aux deux autres.

BIBLIOGRAPHIE

BOURGET. — Les indications et les résultats de la gastro-entérostomie à l'hôpital cantonal de Lausanne. 13e Congrès international de médecine, sect. de path. int. 1900, Paris 1901.

BRIN (H.). — Gastro-entérostomie dans les périgastrites. *Arch. méd.*, Angers, 1903, 169-175.

CARDENAL. — Les indications de l'intervention chirurgicale dans les maladies de l'estomac. (*Rev. de gynécologie et de chir. abdom.*, Paris, 1903. 524-526.

CESARONI. — Résection des parois ant. de l'estomac pour carcinome. (*La riforma medica*, 23 mai) 1893.

CHAPUT. — Ulcère gastrique avec tumeur volumineuse ; gastro-entérostomie, disparition des accidents et persistance de la tumeur. (*Société méd. des hôpitaux*, 31 janvier, 1896).

CHAPUT. — Cancer de l'estomac, gastro-entérostomie antérieure pour cancer de la face-postérieure. (*Bull. et mém. soc. chirurgie de Paris*, 1898, 1000-02).

DOYEN. — Traitement chirurgical des affections de l'estomac et de l'intestin, Paris, 1895. Congrès de chirurgie, 1900.

Falgar (V.). — Indicaciones y resultados de la gastro-enterostomica (*Rev. de Méd. y Crany Barcel.*), 1902, XVI, 641-650, 713-751.

Fenwich. — Rétrécissement spasmodique de l'orifice de l'estomac. (*British med. Journal*), 30 avril 1898.

Gausset (Amiens). — Du traitement chirurgical curatif du cancer de l'estomac. (Montpellier, 1899, 8° 125).

Guinard. — La cure chirurgicale du cancer de l'estomac. *Thèse de Paris*, 1898.

Hartmann et Mauclaire. — Ulcère du pylore formant tumeur. Gastro-entérostomie. Guérison opératoire et thérapeutique. (*Bull. et mém. de la Société de chirurgie de Paris*, 1899, p. 481.

Huchard. — Le faux cancer d'estomac. (*Bull. méd.*), 14 mai 1894.

Kolbe Robert. — Le cancer de l'estomac et son traitement chirurgical. Paris, O. Dorin, 1901, 8° 260 p.

Maylierd B L. — Is temporary relief of symptoms a justification for gastro-enterostomy in advanced carcinoma of the stomach (*British méd. J., London*, 1903, 5°.

Ménétrier. — Du rapport des adénomes avec l'ulcère simple et le cancer de l'estomac et du duodénum et de l'origine irritative du cancer (XIII Congrès int. de méd. et Sect. de path. général et path. expérimentale, 1900, Paris, 1901, 311-323.

Mikulicz. — Bericht über 105 Operationen am Magen (Ber. u. Verhdlgn. Deut. Gesellsch 7. Chirurgie, XVIV Kongress Berlin Avril 17-20, 1895.

Monprofit. — Gastro-entérostomie. XIII Cong. int. de méd. et chirurgie, sect. de chirurgie générale, 1900, Paris, Compte-rendu 1902, 765-767.

Monprofit. — La gastro-entérostomie est-elle légitime chez les cancéreux ? *Gaz. méd. Paris*, 1905, 121 iii 309.

Monprofit. — La gastro-entérostomie (Histoire générale, méthode opératoire) Institut international de Bibliographie scientifique, 1903, 8°, 252-268.

Nicolaysen (J.). — Résultats éloignés de 27 opérations pour ulcère gastrique de l'estomac (*Nord. medical Arch. Stockolm.*, 1900, 4 F XI, n° 17, 1-52.

Niler H. D. — The surgical conception of pyloric obstruction. *J. Am. m. Ass., Chicago*, 1903, VI, 1420-1422.

Pauchet. — Des indications opératoires dans les affections de l'estomac. *Gaz. méd. de Picardie*, Amiens, 1901, XIX, 137-161.

Péan. — Traitement du cancer stomacal. 10e Congrès français chirurgie, 1897.

Pollard B. — The beneficial results of gastro-enterostomy in some cases of irremovable Carcinoma of the stomach in wich the pylorus is not obstruction. *British med. J.*, *London*, 1903, n. s. XXIX 669-680.

Peyrot. — Traitement chirurgical des affections de l'estomac. 9e Congrès chirurgie français 1896.

Pinatelli. — Cancer de l'estomac et non du pylore. Gastro-entérostomie. Thèse, 1903, 95.

Racamicano. — Gastro-entéro-anastomose pour ulcère chronique de l'estomac. *Bull. et mém. soc. chirurgie de Bucarest*, 1902, v. 102.

Reed. — The treatment of cancer of the stomach (*Intern. M. Mag. New-York*, 1900, IX, 573-579.

Rigot. — Cancer de l'estomac bilobant cet organe ; Gastro entéro-anastomose (*Loire méd.*, St-Etienne, 1898, XVII, 297-305.

Riche. — De la jéjunostomie et spécialement de la jéjunostomie en Y. Rapport de M. Schwartz. (*Bull. et mém. société chirurgie de Paris*, 16 février 1904).

Robson (M.). — The operation of gastro-enterostomy with indication for its performance (*Arch. int. d. chir.*, Gand, 1903, I, 1-26.

Renton. — Gastro-entérostomie pour tumeur, disparition graduelle de la tumeur après l'opération (*British médical Journal*, 9 janvier 1892.

Terrier. — Néoplasme inflammatoire de la petite courbure prise pour un carcinome (*Bull. société Chirurgie*, XX, p. 424, 1895.

Vallas. — Indication de la gastro-entérostomie (*Lyon médical*, 1903, 934-937.

Vautrin. — Traitement chirurgical du cancer de l'estomac, (*Rev. méd. de l'Est*, Nancy, 1901, XXXIII, 89-90.

Veer. — The palliative operative treatment of carcinoma of the posterior wall of the stomach. *N.-York. med. Journal*, 1901, LXXIII 367-370.

Paris. — Imprimerie de l'Institut de Bibliographie. — IV-1904. — N° 1492.

Paris. — Imprimerie de l'Institut de Bibliographie

www.ingramcontent.com/pod-product-compliance
Ingram Content Group UK Ltd.
Pitfield, Milton Keynes, MK11 3LW, UK
UKHW021911290826
14628UKWH00020B/2121